AF468401

NOUVELLE MÉTHODE

DE RÉSECTION

DES NERFS DE LA FACE.

MÉTHODE PAR EXTRACTION.

PAR

LE DOCTEUR L. BEAU,

Chirurgien-major de la marine,
Chef des travaux anatomiques à l'École de médecine navale du port de Toulon.

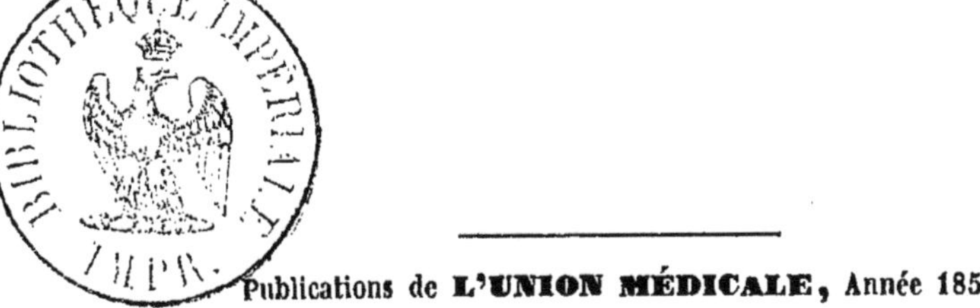

Publications de L'UNION MÉDICALE, Année 1853.

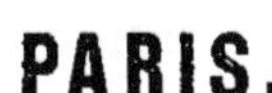

PARIS,

TYPOGRAPHIE FÉLIX MALTESTE ET Ce,

Rue des Deux-Portes-Saint-Sauveur, 22.

1853

NOUVELLE MÉTHODE

DE

RÉSECTION DES NERFS DE LA FACE.

MÉTHODE PAR EXTRACTION.

I. Du traitement chirurgical des névralgies considéré en général.

Certaines névralgies peuvent sans contredit être rangées dans la classe des maladies les plus graves, au point de vue de la violence des douleurs quelles occasionnent et de leur incurabilité quelquefois absolue dans l'état actuel de la science.

Il n'est pas rare, en effet, de rencontrer des affections de ce genre datant de vingt-cinq à trente années, contre lesquelles les malades ont épuisé vainement toutes les ressources de la médecine et les innombrables moyens du charlatanisme; jusqu'à ce qu'enfin, à bout de résignation, ces malheureux, désespérés, préfèrent le suicide à la persistance indéfinie de leurs maux. Aussi, peut-on soutenir cette opinion, en apparence paradoxale : les affection névralgiques invétérées sont d'autant plus cruelles, qu'elles ne compromettent pas directement l'existence.

Parmi ces maladies, parfois si redoutables, et qui n'épargnent pas plus les nerfs viscéraux que ceux de la vie de relation, celles qui siégent à la face se distinguent, tant par leur fréquence et leur gravité relatives que par l'obstacle que quelques-unes opposent, dans un degré élevé, à l'accomplissement des fonctions des principaux organes des sens, et notamment à l'acte de la vision et à la mastication. A ce double titre, l'étude des névralgies faciales est plus particulièrement digne de fixer l'attention des médecins.

L'intérêt si puissant qui s'attache à l'étude de ces névralgies, et bien plus encore, les circonstances exceptionnelles au milieu desquelles je me suis trouvé dans ces derniers temps, m'ont déterminé à m'occuper d'une manière toute spéciale de ce point scientifique. Placé, en effet, auprès d'un chirurgien en chef de la marine, M. J. Roux, dont les nombreuses opérations sur les deux branches maxillaires du trijumeau ont été faites presque toutes sous mes yeux, et passant mes journées entières dans un amphithéâtre où les sujets d'expérience ne font pas défaut, j'ai été naturellement porté à réfléchir sur les affections névralgiques trifaciales, à essayer sur le cadavre l'application de mes déductions théoriques et à livrer enfin à la publicité les résultats auxquels je crois être arrivé.

Ce qui précède doit faire prévoir déjà que j'envisagerai les névralgies à un point de vue exclusivement chirurgical ; il ne peut donc être question ici que de ces affections parvenues à cette période avancée où tous les moyens internes ou médicaux ont échoué.

Dans ces circonstances extrêmes, la chirurgie doit être nécessairement invoquée.

Nous ne referons pas, à propos de la thérapeutique chirurgicale des névralgies, un historique qu'on rencontre dans la plupart des ouvrages spéciaux. Nous ne reproduirons ni le fait si connu d'André, (1) ni celui plus récent de M. Warren, (2) ni ceux que MM. Bérard, (3) Bonnet de Lyon, et quelques autres auteurs ont publiés de nos jours; ni enfin les observations pleines d'intérêt que M. J. Roux vient de faire paraître il y a quelques mois à peine (4). Nous dirons seulement que l'impression qui nous est restée de la lecture de toutes les relations rapportées dans les livres et de l'observation directe des faits, a été celle-ci : incertitude plus ou moins absolue touchant le résultat de ces diverses opérations, et conséquemment, impossibilité d'assurer, encore aujourd'hui, au malade soumis à un moyen violent, la cure radicale.

La récidive, en effet, a eu lieu à la suite de toutes les méthodes essayées jusqu'à ce jour : cautérisation, section ou résection. Le procédé de M. J. Roux, le plus habilement combiné sans contredit, ne met pas, lui-même, à l'abri de tout insuccès, puisque, dans un cas (obs. Dauphin), l'affection, s'étant reproduite, sur l'extrémité radiculaire du nerf, il est vrai, a exigé une nouvelle opération qui a échoué une seconde fois ; dans une autre circonstance (obs. de Vars), on n'a pu obtenir aucune amélioration, et enfin chez la plupart des malades (obs. Dauphin, Julien et Camous), la sensibilité normale étant complètement revenue, quelques mois après l'opération, dans les

---

(1) Valleix, *Traité des névralgies*, p. 202.
(2) Lisfranc, tome III, p. 242.
(3) *Journal des connaissances médico-chirurgicales*, année 1835, p. 442.
(4) *Union Médicale*, octobre 1852.

parties d'abord paralysées par la résection nerveuse, rien ne prouve que la sensibilité morbide, la névralgie en un mot, ne pourra pas, à une époque plus ou moins éloignée et sous l'influence d'une cause quelconque, apparaître de nouveau.

A quoi peuvent tenir ces résultats fâcheux ou incertains? Dans la plupart des cas, ils sont dus à la reproduction du tissu nerveux entre les deux bouts du nerf, réséqué dans une étendue insuffisante; reproduction, d'ailleurs, que l'histologie nous démontre, en s'appuyant sur le microscope, ce moyen si puissant d'investigation (1), et que prouvent des faits chirurgicaux nombreux et solidement établis aujourd'hui.

La science une fois définitivement fixée sur la cause des récidives, aprés les résections nerveuses, on a dû naturellement se demander, dans le but d'éviter cet accident, quelles limites exactes peut atteindre le travail régénérateur dans les nerfs?

Lisfranc semble avoir résolu tout récemment cet important problème; se fondant, en effet, sur ses propres expériences et sur celles de Swan et Michaëlis, cet auteur est conduit à admettre, dans son traité de médecine opératoire (2), qu'on ne peut être assuré de l'impossibilité de la formation d'un tissu nerveux intermédiaire aux deux bouts des nerfs réséqués, et partant, du retour des fonctions conductrices de ces nerfs, que dans le cas seulement où on en a extirpé 34 à 41 millimètres (15 à 18 lignes).

Evidemment, dans les divers procédés dirigés jusqu'ici contre les névralgies faciales, on ne détruit pas les branches nerveuses dans toute l'étendue exigée par le célèbre chirurgien

(1) Henle, *Anatomie générale*, tome II, p. 330. — Mandl, *Anatomie générale*, p. 164. — Vergez, thèse de Montpellier, 1842. — Brown-Séquard, *Gaz. méd.*, 1849, p. 880. — Waller (de Bonn), *Gaz. méd.*, 1852, p. 228 et 335.

(2) Lisfranc, tome III, p. 211 et 215.

de la pitié ; M. J. Roux lui-même ne nous paraît pas produire le plus souvent une perte de substance aussi considérable. Mais, en supposant d'ailleurs qu'une destruction de 15 à 18 lignes ait pu être réellement obtenue par M. J. Roux, le retour de la sensibilité normale, fait presque constant après ses résections, nous obligerait alors à penser que la nature, plus puissante que ne le croyait Lisfranc, peut combler, dans les cordons nerveux, des lacunes plus considérables encore, et qu'il ne faut pas même se contenter, dans les opérations qui nous occupent, de l'étendue de nerf exigée par cet auteur. C'est là, d'ailleurs, une opinion déjà émise, peut-être même avec exagération, par M. le docteur Vergez, ex-prosecteur de la Faculté de Montpellier, dans son excellente thèse inaugurale : « Il ne serait pas étonnant, dit cet habile expérimentateur, qu'on rencontrât chez l'homme des régénérations de 8 à 10 centimètres (1). »

En définitive, l'incertitude dans laquelle la prudence commande de demeurer encore, relativement aux limites précises que peut atteindre le travail régénérateur dans les cordons nerveux, nous conduit nécessairement à cette conclusion chirurgicale : la résection étant la seule méthode qui offre des garanties réelles de succès contre les névralgies, ces garanties seront en raison proportionnelle de l'étendue réséquée du nerf douloureux.

De là découle logiquement ce précepte pratique qui nous semble devoir dominer aujourd'hui toutes ces opérations : une résection nerveuse doit comprendre la plus grande longueur possible du nerf malade.

Relativement aux névralgies faciales dont nous nous occu-

---

(1) Montpellier, thèse citée, p. 45.

perons spécialement ici, un seul procédé, celui de M. Malgaigne pour le nerf sous-orbitaire (1), nous paraît réaliser cette importante condition ; cet auteur, le premier, en effet, a songé à atteindre ce cordon nerveux dans la profondeur de la cavité orbitaire elle-même par une jonction sous-cutanée, et à l'entraîner ensuite au dehors par la joue.

Accordant aussi sans hésitation la supériorité à ce procédé de M. Malgaigne contre la névralgie sous-orbitaire, nous avons cherché à l'élever au rang d'une méthode générale, applicable à tous les nerfs contenus dans des canaux ou des cavités osseuses, qui ne permettent pas de les découvrir dans toute l'étendue qu'il est nécessaire de sacrifier, et plus particulièrement à deux des principales branches du trifacial, les nerfs sus-orbitaire et dentaire inférieur. On jugera, par la suite de ce travail, si nous avons atteint notre but.

II. Résection du nerf frontal dans la cavité orbitaire ; extraction de la partie excisée de ce nerf.

§ 1. — Considérations anatomiques.

On enseigne en anatomie que le trou surcilier occupe le point de réunion du tiers interne avec le tiers moyen de l'arcade orbitaire.

Cette donnée, quelque exacte qu'elle soit d'ailleurs sur le squelette, a l'inconvénient grave de ne pas être facilement appréciable sur un sujet frais ; les apophyses orbitaires externe et interne se continuant, en effet, sans ligne de démarcation sensible, avec l'os jugal d'une part et le lacrymal de l'autre,

(1) *Manuel de médecine opératoire*, 4e édition, p. 153.

il est difficile de distinguer exactement, à travers les parties molles, les limites de l'arcade obitaire du frontal.

Aussi avons-nous pensé qu'il ne serait pas inutile de rechercher un mode de mensuration plus chirurgical, pour fixer d'une manière précise sur le vivant la situation du trou surcilier. Des observations nombreuses nous permettent d'avancer que cet orifice osseux ou osséo-fibreux correspond au milieu d'une ligne horizontale passant par le point le plus élevé de l'arcade orbitaire, et bornée latéralement par deux lignes parallèles, l'une constituée en dedans par la ligne médiane, l'autre représentée en dehors par une verticale élevée de l'angle externe des paupières.

Ceci posé, il nous suffira de rappeler que le nerf sus-orbitaire ou frontal externe se divise immédiatement après son émergence en filets palpébraux et frontaux. Les branches frontales, véritable continuation du tronc sous le rapport du volume, se dirigent obliquement en haut et en dehors, accolées pour la plupart à la face profonde des muscles de la région fronto-orbitaire et séparées seulement du péricrâne par ce tissu cellulaire séreux, très délié, qui partout unit si lâchement la calotte fibro-musculaire épicrânienne à la membrane périostique.

§ 2. Manuel opératoire.

Le malade plongé dans l'éthérisme, on circonscrit l'émergence du nerf frontal externe par une incision courbe à concavité inférieure, de 2 centimètres de largeur sur 2 centimètres 1/2 de hauteur.

La section devra pénétrer du premier coup jusqu'à l'os. Elle sera dirigée de telle manière que le lambeau ainsi obtenu, correspondant au trou surcilier par le milieu de sa base, ait son grand axe oblique en haut et en dehors, suivant le trajet du nerf qu'il s'agit de découvrir.

Le lambeau, saisi avec des pinces, sera alors disséqué de haut en bas, de façon à laisser le périoste seul attaché à l'os, tandis que le nerf restera du côté des parties molles ; la laxité extrême des adhérences entre ces deux couches rendra leur séparation très facile. Parvenu près du rebord de la cavité oculaire, l'instrument tranchant sera conduit avec précaution pour mettre à nu le trou surcilier, sans intéresser les branches nerveuses qui le traversent.

Ces parties reconnues, le chirurgien détachera les filets frontaux de la surface du lambeau rabattu au dedans des paupières ; puis tendant légèrement ces filets, saisis entre les mors d'une pince tenue de la main gauche, il les isolera du pourtour du trou qu'il traversent en détruisant avec la pointe mousse d'une sonde cannelée les liens fibreux qui, en ce point, unissent le névrilème des nerfs au périoste.

Ceci fait, l'opérateur, continuant à maintenir dans un état suffisant de tension le faisceau nerveux au moyen des pinces dont sa main gauche est armée, enfoncera un bistouri mousse, à lame très étroite, ou mieux un ténotome approprié, immédiatement au-dessous et un peu en dedans du trou surcilier, entre le rebord orbitaire et la base du lambeau cutané. Cet instrument sera porté à plat, le tranchant tourné en dehors, suivant l'axe de la cavité oculaire, à une profondeur de 3 centimètres, de manière à ce que l'extrémité de la lame n'abandonne jamais la paroi supérieure de cette cavité.

Abaissant alors légèrement le manche de l'instrument et appliquant sa pointe contre la voûte osseuse, on n'aura plus qu'à porter cette pointe en dehors par un mouvement de bascule qui, en même temps, rapprochera le manche de la racine du nez ; de cette façon, en effet, le tranchant du bistouri sera dirigé vers la corde tendue que représente le nerf, celui-ci sera sectionné nettement, et on terminera enfin l'opération en l'entraînant en entier au dehors au moyen des pinces.

Il serait peut-être préférable, à l'imitation de M. Malgaigne pour le nerf sous-orbitaire, d'introduire le ténotome, dans le second temps de l'opération, à travers la partie la plus élevée de la paupière, après avoir relevé le lambeau frontal. On obtiendrait ainsi la section radiculaire du nerf par une véritable ponction sous-cutanée, ce qui aurait l'avantage d'empêcher la communication de la plaie profonde avec la solution de continuité superficielle. Nous ne croyons pas d'ailleurs devoir discuter ici théoriquement une question que la pratique nous paraît seule appelée à résoudre.

Enfin, on comprend qu'il ne serait pas impossible, si le cas l'exigeait, d'extraire de la cavité oculaire la branche interne du frontal aussi bien que sa branche externe ou nerf sous-orbitaire proprement dit; pour cela, on n'aurait qu'à élargir la base du lambeau du côté du nez afin de découvrir cette branche nerveuse à son émergence, c'est-à-dire à 5 ou 6 millimètres en dedans du trou surcilier. Le reste de l'opération se pratiquerait exactement comme nous venons de le décrire pour la branche frontale externe.

Au surplus, l'extraction du frontal externe entraîne toujours forcément, dans une certaine proportion, celle du frontal interne. Notre section profonde, dans le point où nous la pratiquons, portant, en effet, sur le tronc commun d'origine de ces deux branches nerveuses, la branche externe, soumise aux efforts de la traction de la pince, amène nécessairement au dehors, après elle, la branche interne qui lui est accolée. Aussi, voit-on presque toujours, après l'extraction complète du nerf sus-orbitaire, un rameau nerveux assez fort, de 2 centimètres de longueur environ, suspendu au trou surcilier qu'il pénètre en arrière. Ce filet n'est autre chose que le nerf frontal interne dont le bout libre et flottant représente l'extrémité radiculaire sectionnée par le ténotome. Il ne reste plus alors, pour achever la résection, qu'à couper ce nerf au ras de l'os.

§ 3. Appréciation.

Par le procédé que nous venons d'exposer et qui est du reste d'une extrême facilité d'exécution sur le cadavre, on obtiendra toujours au moins 4 à 5 centimètres du nerf sus-orbitaire, c'est-à-dire plus du double de ce que fournirait tout autre mode opératoire, voire même celui de M. J. Roux.

Mais, outre l'étendue considérable de la perte de substance obtenue, la méthode par extraction nous semble présenter encore ici cet autre avantage : détruire le nerf dans le point le plus reculé possible.

Au point de vue du résultat thérapeutique, cette dernière condition est loin d'être indifférente; si, en effet, dans les névralgies on en est réduit le plus souvent à ignorer dans quel point du nerf malade se trouve le foyer d'irradiation de la douleur, la cause morbide en un mot, les chances heureuses augmenteront nécessairement en proportion de la profondeur de la partie réséquée.

Sur ce principe incontestable, nous croyons pouvoir fonder cette proposition nouvelle : une névralgie du ressort chirurgical étant donnée, il ne suffit pas d'enlever une grande étendue du nerf malade; mais il faut encore le détruire dans le point le plus rapproché possible de son origine.

III. Branches lacrymale et nasale de l'ophthalmique.

La gracilité extrême de ces deux nerfs semble malheureusement les destiner à échapper à toute opération chirurgicale méthodique; nous avouons que notre mode opératoire, au moins, se trouve ici complètement en défaut.

Et pourtant, ne serait-il pas permis peut-être à un opérateur placé en face d'un de ces cas désespérés où la maladie est devenue, pour ainsi dire, incompatible avec l'existence, où tout est accepté, hors la temporisation, ne serait-il pas permis, pour atteindre le lacrymal, d'extirper la glande qu'il traverse ?

Cette opération, bien que peu redoutable par elle-même, ne devrait pas certainement être entreprise avec légèreté ; mais il est des circonstances extrêmes où il serait, je crois, rationnel de la tenter.

IV. Résection du dentaire inférieur dans son canal ; extraction de la partie excisée de ce nerf.

§ 1. Considérations anatomiques.

Nous pensons qu'il ne sera pas superflu de faire précéder la description de notre manuel opératoire, de quelques considérations sur le canal dentaire inférieur et sur ses deux orifices.

Les auteurs d'anatomie, en effet, n'entrevoyant pas l'utilité pratique de détails minutieux sur un sujet pareil, traitent, en général, fort brièvement ce point de structure du maxillaire inférieur ; quant aux ouvrages de pathologie externe, ils s'occupent seulement de la situation du trou mentonnier, et encore n'est-ce, comme nous le verrons, que pour consigner une erreur à ce sujet.

Aussi, nous n'avons pas cru pouvoir nous dispenser de consacrer une page à ce côté purement anatomique de la question, dans le but d'ajouter quelques faits nouveaux aux descriptions qui existent aujourd'hui, et de rectifier certaines erreurs dues à des observations incomplètes.

a. TROU DE PÉNÉTRATION DU NERF DENTAIRE INFÉRIEUR.

1° *Situation.* Quelles que soient les différences, d'ailleurs assez considérables, d'étendue et d'inclinaison de la branche maxillaire, le trou dentaire occupe en général le centre de cette partie de l'os. Cette assertion de M. Cruveilhier ne manque pas d'exactitude, bien que les variétés de position puissent aller parfois jusqu'à 5 millimètres dans les divers sens ; le plus souvent, l'éloignement du point central est à peu près insignifiant, 1 à 2 millimètres à peine.

2° *Direction.* Ce trou est percé obliquement de haut en bas et d'arrière en avant, et se trouve précédé par une gouttière dirigée dans le même sens ; son degré d'obliquité est plus prononcé que celui de la branche maxillaire elle-même, celle-ci se rapprochant davantage de la perpendiculaire. L'axe du trou forme donc avec l'axe de la branche maxillaire un angle très aigu, ouvert en arrière et en haut.

3° *Dimensions.* 5 à 6 millimètres d'avant en arrière, 3 à 4 millimètres de diamètre transverse.

4° *Forme.* Un peu aplati de dedans en dehors, ce trou a, par conséquent, une forme ovalaire à grand diamètre antéro-postérieur.

Mais une disposition qui, relativement à la trépanation de cette partie du maxillaire, devra nous offrir un véritable intérêt, c'est la différence si grande d'épaisseur que présente cet os en avant et en arrière du trou dentaire.

L'os est, en effet, notablement plus mince en arrière du trou, vers le bord postérieur de la branche, qu'en avant, où les deux lignes maxillaires obliques convergent pour venir former la base de l'apophyse coronoïde; en ce point, il mesure jusqu'à 11 millimètres, tandis qu'en arrière il n'offre jamais que 5 à 6 millimètres au plus.

Remarquons que l'épaisseur de la partie antérieure de la branche maxillaire tient uniquement à la projection en dedans, par les dernières molaires, de la ligne myloïdienne ou oblique interne.

Le trou dentaire postérieur est ainsi dominé, en avant et en dedans, par cette saillie osseuse constituée par la terminaison de la ligne myloïdienne : tandis que la partie externe et postérieure de la circonférence de ce trou est formée par cette moitié postérieure de la branche maxillaire, qui n'a que 5 à 6 millimètres d'épaisseur.

C'est à la saillie osseuse antérieure, dépendant de la ligne myloïdienne, que se rattache encore l'épine qui borne en dedans le trou dentaire, et à laquelle vient se fixer inférieurement la membrane fibreuse, protectrice des nerfs et des vaisseaux dentaires.

Nous verrons plus tard, à propos de la trépanation de cette partie de l'os maxillaire, de quelle importance sont ces différences d'épaisseur de la branche montante, en avant et en arrière du trou dentaire.

b. Canal dentaire inférieur.

1o *Situation et direction.* Le canal dentaire, qui traverse la plus grande partie de la branche et du corps de l'os maxillaire inférieur, affecte une direction régulièrement curviligne à concavité supérieure.

Sa situation diffère notablement suivant les âges.

Sans parler de cette situation chez l'enfant, circonstance indifférente pour le sujet que nous traitons, établissons d'abord que, chez l'adulte, l'intervalle des deux premières grosses molaires est le lieu où le canal se rapproche le plus du bord inférieur de l'os; là il en est distant, en général, de 7 à 8 millimètres seulement. De ce point il s'élève, mais beaucoup moins en avant qu'en arrière, pour gagner ses deux orifices.

Chez les vieillards, le canal dentaire, tout en conservant sa situation relative, par rapport au bord inférieur de l'os, semble se rapprocher singulièrement du rebord alvéolaire, par l'affaissement considérable de ce rebord après la chute des dents.

Coude du canal dentaire.

La direction du canal dentaire est, comme nous l'avons dit, fort régulière jusqu'au niveau du trou mentonnier; mais, en ce point, il se dirige brusquement en dehors, pour venir s'ouvrir, après un court trajet de 4 à 5 millimètres, directement au dehors de l'os.

C'est de ce coude que naît, en avant et en dedans, le canal secondaire du rameau incisif.

M. Cruveilhier a parfaitement décrit cette disposition; aussi est-on en droit de s'étonner qu'un auteur moderne, M. Sappey, renouvelant une ancienne erreur d'Hippolyte Cloquet, ait pu dire encore aujourd'hui : « Ce conduit, arrivé à quelque distance de la ligne médiane, se réfléchit, pour gagner par un trajet rétrograde la face externe de l'os. »

Il est facile de constater cependant, que la direction rétrograde de cette partie du canal, existe le plus souvent à peine; et, dans tous les cas, le coude ne s'avançant jamais au-delà de la première petite molaire, reste toujours à une grande distance de la symphyse.

2° *Forme et situation.* Plongé au milieu du réseau aréolaire généralement à larges mailles, qui constitue la partie spongieuse de l'os, plus rapproché de la table interne que de l'externe, le canal dentaire est constitué par un cylindre de tissu compacte, très fragile en dehors, se confondant avec la table interne de l'os en dedans.

Criblées de trous vasculaires et nerveux, beaucoup plus nombreux vers le trou mentonnier qu'en dehors, ses parois semblent assez souvent se confondre, dans le tiers interne de son trajet, avec le tissu aréolaire environnant; aussi le petit canal incisif, qui, à cause de sa direction, paraît continuer en dedans le canal principal, ne se distingue pas toujours sur une pièce sèche.

3° *Dimensions.* Quant au diamètre du canal dentaire, on peut l'évaluer à 3 millimètres environ chez l'adulte; il m'a paru que cette largeur se conservait à peu près exactement la même dans toute l'étendue de ce conduit osseux.

A propos des dimensions du canal dentaire, nous croyons devoir relever ici une erreur échappée à M. Cruveilhier, erreur qui n'est pas sans importance à notre point de vue particulier. On trouve, en effet, dans l'*Anatomie descriptive* de cet auteur, tome I, page 187, 3e édition, ces mots : « Le canal dentaire se rétrécit considérablement chez le vieillard. »

La théorie s'accommoderait sans doute d'un pareil fait; mais malheureusement nous ne le croyons pas exact. Sur cinq maxillaires de vieillards, complètement privés de dents et à rebords alvéolaires entièrement affaissés, nous avons, en effet, toujours rencontré le canal dentaire avec ses dimensions normales, peut-être même un peu exagérées.

Il n'était pas inutile de fixer définitivement la science sur ce fait anatomique, dans l'intérêt de l'opération que nous allons proposer; car, si le rétrécissement du canal dentaire avec l'âge eût été positif, il aurait pu créer un argument contre l'extraction facile du nerf hors de son canal à cet âge de la vie.

c. Trou d'émergence ou mentonnier.

1° *Situation*. Nous touchons ici à un point d'anatomie graphique qui doit nous intéresser d'une manière spéciale; aussi le traiterons-nous avec tout le soin qu'il mérite à nos yeux.

A. *Situation du trou mentonnier relativement à l'os maxillaire.*

Quelle que soit la hauteur du corps de la mâchoire, hauteur très variable, puisqu'elle peut aller de 2 jusqu'à 3 centimètres et demi, le trou mentonnier chez l'adulte est presque toujours placé à peu près exactement au milieu de l'os, à égale distance de ses bords.

Chez les vieillards privés de dents, l'arcade alvéolaire disparaissant, le trou vient affleurer, pour ainsi dire, ce bord émoussé de l'os maxillaire, et n'en est plus séparé que par 3 millimètres au plus; tandis qu'il conserve avec le bord inférieur de l'os les mêmes rapports qu'il affectait dans l'âge adulte.

B. *Situation de ce trou par rapport aux dents inférieures.*

Il est indispensable que nous précisions ici, d'une manière exacte, la situation relative du trou mentonnier par rapport aux dents.

Les auteurs d'anatomie descriptive se taisent ou sont fort peu explicites sur ce sujet.

Bichat ne s'en occupe en aucune façon.

M. Cloquet place le trou mentonnier immédiatement au-dessous de la deuxième petite molaire ou de la première.

M. Cruveilhier le fait s'ouvrir au niveau de la deuxième petite molaire.

D'un autre côté, on est étonné des erreurs que renferment, à ce propos, nos principaux auteurs classiques de médecine opératoire. MM. Malgaigne et Vidal (de Cassis) placent ce trou, chez les adultes, ordinairement au-dessous de la rainure osseuse qui sépare les alvéoles de la dent canine et de la première molaire; M. Malgaigne ajoute qu'il l'a trouvé à quelques millimètres plus en arrière chez les vieillards.

Des observations portant sur un assez grand nombre de pièces conservées dans notre Musée d'anatomie, m'ont amené aux conclusions suivantes : Sur 68 maxillaires inférieurs, j'ai rencontré ce trou 47 fois, c'est-à-dire un peu plus de deux fois sur trois, entre la première et la deuxième petites molaires, et 21 fois sous la deuxième petite molaire; jamais, par conséquent en avant de la première molaire.

Remarquons de plus, sans avoir pourtant la prétention d'en déduire une loi générale, à cause du champ trop étroit de nos observations, que, sur six têtes étrangères à la race caucasique, le trou mentonnier s'est constamment trouvé placé sous la deuxième molaire.

Ces têtes avaient appartenu à deux Polynésiens, un Chinois et trois nègres.

Enfin, contrairement encore à l'assertion de quelques auteurs, l'âge ne nous a paru apporter aucun changement dans la situation relative du trou mentonnier par rapport aux dents.

2o *Direction*. L'ouverture mentonnière regarde en général obliquement en arrière et en haut; assez souvent elle s'ouvre directement en dehors.

3o *Forme et dimensions*. Sa forme est le plus ordinairement ovalaire, à grand diamètre antéro-postérieur. Sa circonférence est très fréquemment comme effacée en haut et en arrière par le passage du nerf.

Ses dimensions sont très variables, elles peuvent différer de 2 millimètres à 7 millimètres; 3 millimètres 1/2 constituent sa largeur ordinaire.

Quelquefois cette ouverture est plus étendue d'un côté que de l'autre.

4° *Nombre.* Deux fois nous avons rencontré le trou mentonnier double. Dans ces cas, fort rares, on le voit, les deux trous étaient d'un calibre très inégal : le plus considérable occupait la situation normale; l'autre, beaucoup plus petit et évidemment surnuméraire, était placé à deux ou trois millimètres au-dessous.

Cette anomalie de nombre se remarque aussi pour le trou sous-orbitaire; elle y est même un peu plus commune (je l'ai observée six fois sur 60 sujets). Le plus étroit des deux orifices est toujours ici situé en dedans, par rapport au trou principal.

§ 2. Manuel opératoire.

L'opération que nous proposons peut s'exécuter en deux points différens de la mâchoire inférieure : 1° dans le corps de l'os; 2° dans sa branche montante.

Nous allons successivement décrire ces deux procédés.

a. RÉSECTION DU NERF DENTAIRE DANS LE CORPS DU MAXILLAIRE INFÉRIEUR; EXTRACTION DE TOUTE L'ÉTENDUE DE CE NERF QUI CORRESPOND A CETTE PARTIE DE LA MACHOIRE.

PREMIER TEMPS. — *Section des parties molles.*

L'insensibilité chloroformique obtenue, l'opérateur s'assure préalablement des divers points qui doivent le guider pour la formation du lambeau cutané. Il reconnaît le bord antérieur du masseter, puis, il cherche l'intervalle des deux petites molaires inférieures, au-dessous duquel se trouve, en général, l'orifice du trou mentonnier.

Armé d'un bistouri droit, il fait alors à la peau une section semi-lunaire à concavité supérieure, qui, partant du bord antérieur du masseter, immédiatement au-dessous de la gouttière muqueuse alvéolo-jugale, descend presque verticalement d'abord, puis se recourbe assez brusquement pour gagner le niveau de la base de la mâchoire, que cette incision suit jusqu'au-dessous du trou mentonnier. En ce point, l'incision se recourbe de nouveau de manière à circonscrire l'ouverture mentonnière et à venir se terminer dans une direction verticale, à un centimètre en dedans de cet orifice. L'instrument tranchant s'arrêtera à la hauteur du repli muqueux gingivo-labial, sans l'atteindre.

Cette incision doit comprendre toute l'épaisseur des parties molles, et parvenir ainsi d'un seul coup jusqu'à l'os. L'artère faciale est nécessairement divisée en arrière pendant ce premier temps de l'opération. Il ne serait certainement pas impossible d'éviter ce vaisseau ; mais on ne le ferait qu'en portant l'incision plus antérieurement, ce qui forcerait à placer la couronne de trépan dans un point moins reculé, et, diminuant par conséquent la longueur de la partie nerveuse réséquée, pourrait ainsi faire manquer le but de l'opération. D'ailleurs, la lésion de l'artère faciale n'est fâcheuse qu'en ce sens qu'elle prolonge quelque peu l'opération, à cause de l'application obligée de la ligature sur les deux extrémités divisées du vaisseau.

DEUXIÈME TEMPS. — *Application de la couronne de trépan ; section du nerf dentaire dans son canal.*

Il s'agit maintenant de relever la partie postérieure du lambeau, en séparant exactement les parties molles de l'os, immédiatement au-devant du bord antérieur du masseter, dans l'étendue qui convient pour appliquer la couronne de trépan. La membrane muqueuse buccale doit toujours être ménagée avec le plus grand soin.

Il est bon de ruginer ensuite la surface osseuse, pour la dépouiller de son périoste dans le point où portera l'instrument perforateur.

Quant au lieu précis sur lequel sera placée la couronne, on peut dire qu'elle devra affleurer en arrière le bord antérieur du masseter, et qu'elle sera posée à 5 millimètres seulement au-dessus du bord inférieur de l'os maxillaire. L'instrument attaquera ainsi cet os sur le trajet d'une verticale abaissée de la deuxième grosse molaire, et le diamètre horizontal de la couronne correspondra au canal lui-même, cette couronne devant présenter une étendue de 15 millimètres.

Le trépan une fois convenablement placé, il faut le faire agir à une profondeur suffisante pour découvrir le nerf, tout en évitant de le diviser avec la scie. Pour cela, on ne pénétrera pas au-delà de la table externe de l'os, et on fera sauter cette lame compacte au moyen d'un levier approprié selon le procédé évulsif de M. J. Roux.

La virole osseuse ainsi détachée, entraîne ordinairement avec elle la paroi externe du canal dentaire, et le nerf se montre à nu comme une traverse blanche dans le fond du trou obtenu par l'action du trépan. Si le canal était encore recouvert par le tissu spongieux de l'os, il serait facile, avec un burin ou un petit ciseau froid et un maillet, de parvenir au nerf, en détruisant la paroi mince et fragile du cylindre osseux qui l'enveloppe.

Quoi qu'il en soit, la branche dentaire mise à nu dans toute l'étendue circonscrite par la couronne, on la soulève légèrement avec une sonde cannelée flexible, légèrement recourbée à son extrémité, et on la sectionne nettement en travers, dans le point le plus reculé possible.

Dès ce moment, le reste de l'opération s'effectuera dans un état d'insensibilité locale complète, et il n'y aura plus d'inconvénient à voir l'anesthésie chloroformique se dissiper, avantage important dans une opération qui demande toujours un temps assez long.

Saisissant alors le nerf avec une pince à disséquer, par son extrémité sectionnée, le chirurgien l'attirera vers lui, et, le maintenant ainsi dans un état de tension légère, il détruira les brides fibreuses, très faibles d'ailleurs, qui unissent le névrilème à la membrane propre de l'os tout autour de la section antérieure du canal dentaire, de manière à isoler complètement le nerf en ce point.

Nous ne nous arrêterons pas à l'hémorrhagie provenant de l'artère dentaire; elle n'a d'autre inconvénient que celui de masquer les parties profondes dans les premiers momens. On en a facilement raison, en établissant pendant quelques instans une compression directe au moyen de petites éponges trempées dans l'eau froide; l'écoulement s'arrête bientôt et permet de poursuivre l'opération.

Troisième temps. — *Section du nerf mentonnier.*

Pour reconnaître le trou mentonnier, on dissèque en avant le lambeau demi-circulaire, comme on vient de le faire en arrière, c'est-à-dire qu'on détache, de bas en haut, les parties molles, de l'os. Il faut procéder ici avec précaution, pour ne pas s'exposer à couper en travers le nerf, au sortir de son canal. D'ailleurs, la découverte d'une seule branche de l'épanouissement nerveux doit suffire pour guider le chirurgien. Ces branches aboutissent toutes à l'orifice qu'il s'agit de trouver.

Le nerf découvert au point de son émergence, on en poursuit les ramifications, le plus possible, dans l'étendue de 1 centimètre 1/2 environ, et, passant sous elles la pointe du bistouri, on les divise toutes d'un seul coup, en dirigeant contre soi le tranchant de l'instrument.

Saisissant alors avec une pince à disséquer les extrémités de ces branches nerveuses réunies ainsi en un seul faisceau, et tirant doucement sur elles, de manière à les tendre, on détachera tous les liens fibreux, assez solides en ce point, qui unissent le névrilème au périoste du pourtour du trou mentonnier. Cette partie de l'opération doit être exécutée avec le plus grand soin; il s'agit, en effet, de ménager complètement le névrilème, enveloppe résistante qui seule supportera les tractions qu'on va exercer sur le nerf; et, d'autre part, il faut pourtant que la pointe du bistouri divise tous les filamens qui se portent du nerf aux parois de l'ouverture du canal, et qui fourniraient un obstacle assez puissant à l'extraction du cordon nerveux.

On pourrait, peut-être, pour plus de sûreté, substituer ici l'extrémité mousse d'une sonde cannelée, à la pointe offensive du bistouri.

Quatrième temps. — *Extraction du nerf.*

Enfin, toutes ces conditions étant remplies et la portion du nerf à réséquer présentant deux bouts libres de 1 centimètre 1/2 de longueur environ, voici comment il convient de s'y prendre pour en opérer l'extraction :

Le chirurgien saisit successivement avec deux pinces, les

deux bouts du nerf vers leur extrémité tout-à-fait terminale, dans une direction exactement perpendiculaire à leur longueur ; puis, il les enroule comme une corde autour des extrémités serrées de chacune des pinces, en faisant décrire ainsi au nerf un tour complet sur cet instrument.

Tenant alors une pince dans chaque main, l'opérateur tire sur le nerf, en le maintenant tendu, alternativement d'un côté vers l'autre ; chacune de ces tractions détache ou déchire quelques-uns des rares élémens fibreux ou des ramuscules nerveux qui unissent le nerf à l'os, jusqu'à ce qu'enfin toutes ces causes de fixité étant détruites, le nerf se laisse entraîner en masse par l'une des deux ouvertures du canal, le plus ordinairement par l'ouverture mentonnière.

Dans ce mouvement de translation du nerf, le faisceau de fibres qui est destiné à aller constituer la branche incisive, est retiré aussi du canal ; seulement, comme il est retenu par sa partie antérieure non divisée, il se sépare du reste du cordon nerveux, pendant que celui-ci chemine d'arrière en avant, et, après l'extraction, il reste isolé, appendu au-dehors du trou mentonnier, dans lequel il pénètre par une de ses extrémités. Il suffit de le sectionner en ce point avec la pointe du bistouri. Inutile d'ajouter que si l'extraction avait lieu exceptionnellement par l'ouverture artificielle du canal, le rameau incisif se déchirerait à une profondeur plus ou moins considérable.

Précautions nécessaires pour empêcher la déchirure du nerf dentaire, pendant les efforts de traction.

L'extraction sera ainsi facilement obtenue, si, tout en se conformant aux préceptes établis plus haut, on a encore le soin d'agir par des tractions lentes, quoique suffisamment fortes, et toujours sans secousses ; si, en outre, on exerce ces tractions, le plus possible suivant la direction normale du canal, de manière à empêcher que les extrémités nerveuses ne se coudent à angle trop prononcé sur les ouvertures osseuses.

La forme des pinces, avec lesquelles on a saisi le nerf, n'est pas même indifférente ici. Il faudra que ces pinces soient fortes, que leurs mors s'engrenent bien exactement, et que leurs extrémités rapprochées représentent une tige cylindrique, au lieu de figurer une pointe conique. Le nerf, en effet, s'enroulera beaucoup plus exactement sur un cylindre, et la traction portera d'une façon parfaitement égale sur tous les faisceaux du cordon nerveux en même temps.

En résumé, des précautions convenables, de bons instrumens et un peu d'habitude suffiront toujours pour empêcher la dilacération du nerf. Nous prononçons sans hésitation une affirmation absolue; car, dans plus de trente expériences sur le cadavre, toujours nous avons obtenu l'extraction du nerf sans déchirure; excepté cependant, sur un jeune enfant de douze ans, chez lequel la déchirure eut lieu au niveau du trou mentonnier. Cet accident a tenu dans ce cas, à la mollesse générale des tissus, encore assez prononcée à cet âge de la vie. Heureusement pour l'avenir de notre procédé, les névralgies, surtout celles à forme rebelle, sont bien rares, si même elles se montrent, avant l'époque de la puberté.

CINQUIÈME TEMPS. — *Pansement.*

Le lambeau, abandonné à lui-même, s'abaisse par son propre poids, et vient recouvrir comme un opercule les parties profondes.

Quelques serres-fines assurent le rapprochement des lèvres de la plaie. Elles doivent être assez espacées pour que la suppuration, qui va s'établir, se fasse aisément jour dans leur intervalle.

On peut espérer une cicatrisation complète en quinze ou vingt jours, et peut-être même beaucoup plus tôt.

Modification du procédé précédent; — Extraction du nerf par la bouche.

Si on avait à opérer sur une femme jeune encore, on pourrait, dans le but de rendre la cicatrice moins étendue et partant moins défectueuse, attaquer le nerf mentonnier et l'extraire par la bouche.

Dans ce cas, une incision semi-lunaire commençant au bord antérieur du muscle masseter, à la hauteur déjà indiquée, pour venir aboutir à 2 centimètres 1/2 seulement en avant de ce point, serait plus que suffisante pour l'application facile de la couronne de trépan.

Le nerf mis à nu et sectionné en arrière, il faudrait faire renverser fortement en bas, par un aide, la lèvre inférieure près de la commissure du côté malade, de manière à mettre à découvert le fond de la gouttière gingivo-labiale. On diviserait, ensuite, en travers, dans l'étendue de 2 centimètres au moins, la membrane muqueuse, au-dessous de l'intervalle de séparation des deux petites molaires, dans le point où elle se détache de l'os pour se porter sur la lèvre.

Immédiatement au-dessous de cette membrane, on découvrirait les nombreux filets du mentonnier, et, en poursuivant ces filets de haut en bas, on ne tarderait pas à arriver au trou d'émergence du nerf. On se conduirait alors exactement comme nous l'avons indiqué dans le procédé ordinaire.

Seulement, on conçoit que, malgré le renversement forcé de la lèvre en bas, il sera toujours impossible de faire manœuvrer dans la bouche les instrumens, et particulièrement la pince, avec autant de facilité qu'au dehors. De plus, la situation déclive de la plaie dans la cavité buccale, pourra ne pas être sans inconvéniens pendant la période de cicatrisation. Aussi faudra-t-il, toutes les fois qu'on n'y sera pas forcé par des exigences particulières, choisir la large incision extérieure que nous avons décrite plus haut. La difformité qui résulterait de la cicatrice serait, du reste, fort légère, surtout chez les hommes, où elle serait en grande partie masquée par les poils de la barbe.

b. Résection du nerf dentaire dans la branche montante du maxillaire inférieur; extraction de toute l'étendue de ce nerf qui correspond a cette partie de la machoire.

Circonstances qui peuvent réclamer le choix de ce procédé. —Si les douleurs névralgiques se manifestaient vers la dernière molaire et la partie la plus reculée du rebord gingival, si surtout les élancemens douloureux paraissaient remonter très haut dans la direction de la branche dentaire, le procédé précédemment indiqué pourrait devenir insuffisant, et il serait alors rationnel de faire porter la résection sur un point du nerf, postérieur à celui que nous avons conseillé plus haut d'attaquer. Dans ce cas, il est vrai, le nerf plus profond exigera, pour être mis à découvert, la section de parties molles plus nombreuses et plus importantes ; l'opération sera évidemment plus laborieuse, sinon plus dangereuse ; mais ces motifs ne devront pas suffire pour arrêter le chirurgien, d'autant que l'expérience a déjà prononcé sur ce fait, notre opération n'étant, en définitive, qu'une modification de celle que M. Warren tenta avec un plein succès, en 1828.

Premier temps. — *Section des parties molles.*

Incision légèrement oblique en bas et en avant, partant de 1 centimètre au-dessous de l'arcade zygomatique, au niveau de la partie moyenne de l'échancrure sigmoïde, et descendant dans la direction de la branche de la mâchoire, toujours à égale distance des bords antérieur et postérieur de cette lame osseuse. L'instrument tranchant passera ainsi à 2 centim. 1/2 environ au-devant de la base du tragus. Vers la partie inférieure de la branche maxillaire, l'incision se recourbera en avant pour venir gagner le bord inférieur du corps de la mâchoire; puis, continuant sa direction curviligne, elle remontera vers la première grosse molaire, jusqu'à la hauteur du repli gingivo-labial.

Cette incision, rectiligne dans la première partie, et courbe à concavité supérieure dans sa deuxième moitié, devra comprendre toute l'épaisseur des parties molles jusqu'à l'os. La peau, les artères transverse de la face et faciale, la plupart des branches du nerf facial, le canal de Sténon, le muscle massé-ter et quelques faisceaux du peaucier et du triangulaire des lèvres seront ainsi divisés du même coup.

Les artères seront liées immédiatement, et à leurs deux bouts, si la chose est nécessaire.

Il ne serait pas impossible, cependant, d'éviter la section du conduit de Sténon et celle du bord antérieur de la parotide; pour cela, on n'aurait qu'à découvrir et disséquer avec soin ces parties, rejeter la parotide en arrière, et relever son canal excréteur avec un crochet mousse vers l'arcade zygomatique, avant de diviser le masseter contre lequel la glande et son canal sont directement appliqués.

On se créerait sans doute ainsi de nouvelles difficultés opératoires; mais cet inconvénient serait amplement racheté par la précieuse garantie qu'on obtiendrait contre toute fistule salivaire consécutive. Et pourtant, n'oublions qu'après l'opération de M. Warren, la section de la parotide, et très certainement aussi de son conduit, n'entraîna aucun accident semblable, probablement grâce au succès si remarquable des moyens unissans employés.

DEUXIÈME TEMPS. — *Application de la couronne de trépan supérieurement ; section du nerf dentaire en arrière.*

Ce temps de l'opération n'est autre chose que la trépanation exécutée, il y a déjà trente ans, par M. Warren.

Il s'agit, en effet, après avoir fait écarter de chaque côté par des aides la peau et les fibres divisées du masseter, de ruginer l'os sur le point et dans l'étendue convenables, et de placer, à 5 millimètres au-dessous de l'échancrure sigmoïde et à égale distance des bords antérieur et postérieur de la branche montante, une couronne de trépan de 2 centimètres de diamètre, comme celle qu'employa M. Warren.

De cette manière, on sera certain de découvrir le dentaire inférieur avant son entrée dans le canal, ce qui est important pour éviter sûrement sa déchirure par l'action de l'instrument perforant.

Le trépan doit, ici, emporter toute l'épaisseur ; et, comme le nerf est immédiatement appliqué contre lui, il convient d'agir avec beaucoup de précaution, pour ne pas pénétrer trop profondément et ne pas s'exposer ainsi à couper la branche nerveuse avec la scie circulaire. Cet inconvénient, toujours fâcheux à cause des douleurs très vives qu'il pourrait déterminer si l'insensibilité chloroformique n'avait pas été obtenue ou avait cessé, serait des plus compromettans pour l'issue de l'opération, si la section du nerf avait lieu en avant et en bas. La connaissance exacte de la forme et des degrés divers d'épaisseur de l'os à trépaner, pourra seule mettre sûrement à l'abri de cet accident. On se rappelle ce que nous avons dit à ce sujet dans nos considérations préliminaires ; il ne nous reste plus qu'à tirer les conséquences chirurgicales de ces faits anatomiques.

Lorsque le trépan aura pénétré à 5 millimètres environ, il faudra être très attentif et retirer souvent la couronne, pour s'assurer, par l'exploration de la raînure circulaire, si l'os est traversé en arrière et en haut. Dès que la virole paraîtra détachée dans les trois quarts supéro-postérieurs de sa circonférence, on devra renoncer au trépan, et, se conformant à la méthode générale de M. J. Roux (1), on la fera sauter par évulsion.

Si, en effet, on voulait achever la section osseuse avec la scie circulaire, il faudrait, à cause de l'épaisseur considérable de la base de l'apophyse coronoïde, faire pénétrer l'instrument à 5 ou 6 millimètres de profondeur de plus, et le nerf serait nécessairement compris dans cette section. Ainsi donc, le précepte de M. J. Roux, si utile dans certaines trépanations de la boîte osseuse crânienne, trouve encore ici une application très heureuse.

Il sera bon également de se souvenir qu'il convient de placer de préférence le levier destiné à opérer l'évulsion, dans la moitié inféro-postérieure de la raînure creusée par le trépan, c'est-à-dire du côté où le maxillaire inférieur peut offrir le plus de résistance comme point d'appui.

Au-dessous de l'os, on découvre une membrane très mince, qui n'est autre chose que le périoste ; on le déchire avec la sonde cannelée. On rencontre alors quelques flocons de tissu adipeux mou et presque diffluens, qu'on écarte aussi ; puis le

(1) *Trépanation par évulsion*, par le docteur J. Roux. (UNION-MÉD., 1848.)

nerf, qui parfois même se montre tout d'abord après l'enlèvement de la plaque osseuse.

La situation, la direction, la forme et la couleur du nerf le font aisément reconnaître; il se présente comme une diagonale blanche, traversant obliquement le fond de la solution de continuité. Aucune erreur n'est donc possible. Il est bon de se souvenir pourtant que le nerf lingual est fort peu distant en ce point du dentaire, surtout supérieurement, où il est presque accolé à son côté interne. Plus bas, il s'en écarte légèrement pour se porter plus en dedans; aussi est-ce vers ce point qu'il faut chercher d'abord à isoler le nerf dentaire, pour ne pas s'exposer à le confondre avec le lingual (1).

Quant à l'artère dentaire inférieure, branche de la maxillaire interne, bien située au côté externe du nerf, il n'est pourtant pas impossible de l'éviter. D'ailleurs sa lésion n'aurait pas d'inconvénient sérieux, M. Warren l'a liée sans aucune difficulté.

Le nerf bien reconnu, il s'agit de le sectionner dans le point le plus reculé qu'on peut atteindre. Pour cela, après l'avoir suffisamment isolé des parties environnantes, il convient de passer au-dessous de lui le bec recourbé d'une sonde cannelée flexible, et de le diviser sur la cannelure de la sonde avec la pointe du bistouri droit, vers les limites postérieures de la circonférence osseuse. Un ténotome à tranchant concave et à pointe émoussée pourrait avantageusement remplacer la sonde cannelée et le bistouri.

---

(1) Cette proximité du lingual nous fait entrevoir la possibilité, dans le cas de névralgie, d'ailleurs fort rare de ce nerf, de l'attaquer par la trépanation de M. Warren. On devrait craindre, il est vrai, de n'obtenir qu'une résection insuffisante, à moins d'augmenter l'étendue de la partie excisée, en exerçant une assez forte traction sur l'extrémité périphérique du nerf, après l'avoir sectionné préalablement en haut et en arrière.

Ce qu'il y a de vraiment important dans ce temps de l'opéaation, c'est d'isoler et de sectionner le nerf, en ménageant absolument les parties environnantes nerveuses ou vasculaires qu'il serait imprudent d'atteindre. L'emploi exclusif des instrumens mousses, et la connaissance anatomique parfaite de la région mettront toujours sûrement à l'abri de ces dangers.

TROISIÈME TEMPS. — *Application de la couronne de trépan inférieurement ; — section du nerf dentaire en avant.*

Le manuel opératoire est exactement le même que dans le premier procédé ; aussi ne reviendrons-nous pas sur sa description.

La couronne de trépan doit être appliquée sur le même point, c'est-à-dire au-devant du bord antérieur du muscle masséter, et absolument comme s'il s'agissait de la résection du nerf dentaire dans l'épaisseur du corps de la mâchoire inférieure.

Seulement, on conçoit que la section du nerf, au lieu de se faire sur les limites postérieures de la circonférence osseuse, doit se pratiquer au point diamètralement opposé.

QUATRIÈME TEMPS. — *Extraction du nerf.*

Nous nous contenterons de dire à ce sujet, pour ne pas nous répéter, que l'extraction du nerf dans la branche de la mâchoire doit se faire de la même manière et avec les mêmes précautions que nous avons indiquées déjà, à propos de l'extraction du nerf dans le corps de l'os.

Le nerf est ici, en général, plus facilement retiré par la partie postérieure. Dans tous les cas, l'extraction est aussi facile et aussi sûre que dans notre premier procédé.

Quand au filet myloïdien, il se déchire dans les efforts de traction qui entraînent le reste du cordon nerveux.

Rappelons encore qu'il est indispensable d'isoler préalablement les deux extrémités nerveuses au moment de leur pénétration dans le canal osseux, en détruisant les quelques brides fibreuses qui les unissent aux parties voisines.

CINQUIÈME TEMPS. — *Pansement.*

Rien qui mérite une mention spéciale.

§ 3. — Appréciations.

1° Les nombreuses trépanations de M. Roux, soit pour des cas de carie, soit pour des névralgies trifaciales, démontrent suffisamment l'innocuité à peu près complète de ce genre d'opération. Il est à remarquer que les perforations des os maxillaires en particulier, n'ont jamais été suivies du plus léger accident dans sa pratique.

Il est vrai que les trépanatious de M. J. Roux, sur le maxillaire inférieur, n'ayant jamais traversé l'os de part en part, nous nous écartons de cette méthode générale, en adoptant, dans notre second procédé, le mode opératoire de M. Warren. Sans nier le degré de gravité plus élevé de ce second procédé, nous ne pensons pas, cependant, qu'il expose à des dangers réels. La théorie nous donne, en effet, le droit de supposer que ce plan fibreux, nommé improprement ligament latéral interne de l'articulation temporo-maxillaire, situé au-delà du nerf dentaire, limitera dans ce sens l'inflammation et le cheminement du pus, comme le font en général toutes les toiles aponévrotiques. D'ailleurs, cette opinion est, comme nous l'avons dit plus haut, corroborée par le fait unique que possède la science. Après l'opération de M. Warren, la plaie ayant été réunie par première intention, le malade guérit le neuvième jour.

2o Ces craintes écartées, quelques personnes se demanderont encore si le résultat lui-même que nous nous proposons par notre procédé, l'extraction du nerf hors de son canal, pourra toujours être obtenu ; si la déchirure des extrémités du cordon nerveux, sous l'effort des tractions assez puissantes pour l'entraîner au dehors, ne viendra pas compromettre entièrement, dans quelques cas, le succès de l'opération ?

Pour répondre à cette objection, très sérieuse si elle était juste, nous rappellerons que, dans plus de trente essais sur le cadavre, dont quelques-uns ont été exécutés publiquement sous les yeux de M. le professeur Jules Roux, nous n'avons échoué qu'une seule fois, et cela, on le sait déjà, par le fait de conditions tout à fait exceptionnelles.

Que si pourtant, par impossible, le nerf se déchirait à ses deux extrémités, avant qu'on eût pu l'extraire de son canal, il resterait encore au chirurgien un moyen, moins sûr sans doute que l'extraction, mais qui donnerait encore de grandes chances de succès, je veux parler du refoulement.

Un fil d'argent ou de cuivre blanchi de 2 millimètres de diamètre, flexible et arrondi à sa pointe par l'action de la lime, serait introduit, soit d'arrière en avant, soit d'avant en arrière, suivant le procédé d'extraction mis en usage dans le canal dentaire ; il y pénétrerait à travers l'une des deux ouvertures artificielles de ce canal, obtenues par la couronne de trépan placée en avant du bord antérieur du masséter.

Ce fil, poussé directement par les doigts de l'opérateur, ou au moyen d'une pince qui le saisirait fortement auprès de l'ouverture osseuse, s'engagerait dans le canal et le parcourrait dans toute son étendue.

Quelques mouvemens de va-et-vient, imprimés ensuite à

cette tige métallique, suffiraient pour désorganiser complètement le faisceau nerveux contenu.

Ce procédé, que nous avons nommé *procédé par refoulement*, serait, on le comprend, une ressource précieuse pour un chirurgien qui, par une cause quelconque, aurait vu le procédé par arrachement échouer entre ses mains; car il lui permettrait de compter encore avec assez de certitude sur une cure radicale.

3o Enfin, quelques esprits pratiques, et qui ne veulent accepter que les faits consacrés par des épreuves expérimentales, mettront tout d'abord en suspicion notre procédé, et le qualifieront désobligeamment de procédé d'amphithéâtre.

Nous répondrons à ces hommes un peu sévères dans leur critique, que notre opération, essayée seulement encore, il est vrai, sur le cadavre, a pourtant en sa faveur toutes les probabilités qui résultent des expériences histologiques et des faits chirurgicaux, comme nous croyons l'avoir démontré au début de notre travail.

Sans revenir sur ces deux ordres de preuves, rappelons seulement que si la reproduction de la fibre primitive inverse était rendue véritablement impossible, entre les deux bouts divisés du nerf, par une perte de substance de quinze à dix-huit lignes (Lisfranc), notre procédé ne laisserait aucune chance de récidive, puisque, dans toutes nos excisions, nous avons constamment obtenu de vingt à vingt-six lignes du nerf; étendue qu'on pouvait augmenter encore, si on le supposait utile, en portant le cautère de M. J. Roux sur le bout radiculaire du nerf. Aussi, en supposant même, comme nous sommes disposé à le croire d'ailleurs, que la nature jouisse d'une force réparatrice plus puissante que ne l'admettait Lisfranc, nos résections vont assez loin pour rassurer complètement sur la possibilité de tout travail régénérateur.

En conséquence, nous croyons être en droit de conclure à l'impossibilité de la récidive sur la branche nerveuse réséquée, après l'opération que nous proposons, certitude que ne donne, comme nous l'avons dit déjà, aucun des procédés mis en usage jusqu'à ce jour dans les névralgies dentaires inférieures.

Cette certitude n'admet qu'une unique et heureusement assez rare exception : c'est le cas où la cause morbide serait centrale, ou bien située sur un point du nerf placé hors de la portée des agens chirurgicaux.

Je me hâte pourtant d'ajouter qu'en pareille matière les déductions théoriques les plus probantes sont encore insuffisantes, et qu'il convient d'attendre, avant d'adopter une opinion absolue sur ce sujet, que l'expérience directe ait prononcé en dernier ressort.

Aussi désirons-nous vivement, non seulement au point de vue purement scientifique, mais encore et bien plus dans l'intérêt des nombreux malades qui sont tourmentés par cette cruelle affection, que des chirurgiens placés sous ce rapport dans une position plus favorisée que nous, puissent expérimenter notre procédé et juger définitivement de sa valeur curative.

Quant à la question personnelle que réveille toujours la proposition d'un moyen nouveau, disons, en toute franchise, que nous sommes loin de nous exagérer l'importance de notre mérite, d'autant que nous reconnaissons volontiers n'avoir fait en réalité qu'appliquer au nerf frontal et au dentaire inférieur le procédé de M. Malgaigne, pour l'extraction du sous-orbitaire. Notre innovation, en ce qui touche le nerf dentaire, consiste uniquement dans la combinaison de la trépanation évulsive de M. J. Roux, avec le procédé par arrachement de M. Malgaigne. C'est donc, en définitive, à ces deux professeurs que nous rapporterions tout l'honneur de notre méthode, si elle était adoptée ; acceptant toute la responsabilité de l'insuccès, si elle est destinée à échouer.

FIN.

PARIS. — TYPOGRAPHIE ET LITHOGRAPHIE FÉLIX MALTESTE ET Cie,
Rue des Deux-Portes-Saint-Sauveur, 22.

www.ingramcontent.com/pod-product-compliance
Ingram Content Group UK Ltd.
Pitfield, Milton Keynes, MK11 3LW, UK
UKHW020500230726
13925UKWH00005B/2046